.

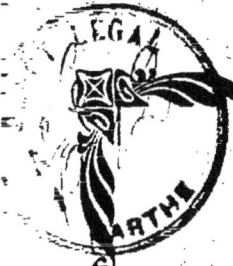

D' René COÜETOUX

RÉGIME

DE

L'ENFANT

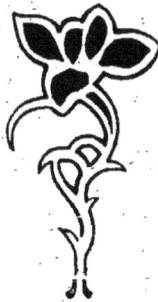

PARIS
Octave DOIN & FILS, Éditeurs
8, Place de l'Odéon
—
1911

Dr RENÉ COÜETOUX

RÉGIME

DE

L'ENFANT

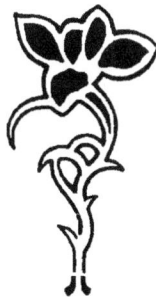

PARIS

Octave DOIN & FILS, Éditeurs

8, Place de l'Odéon

—

1911

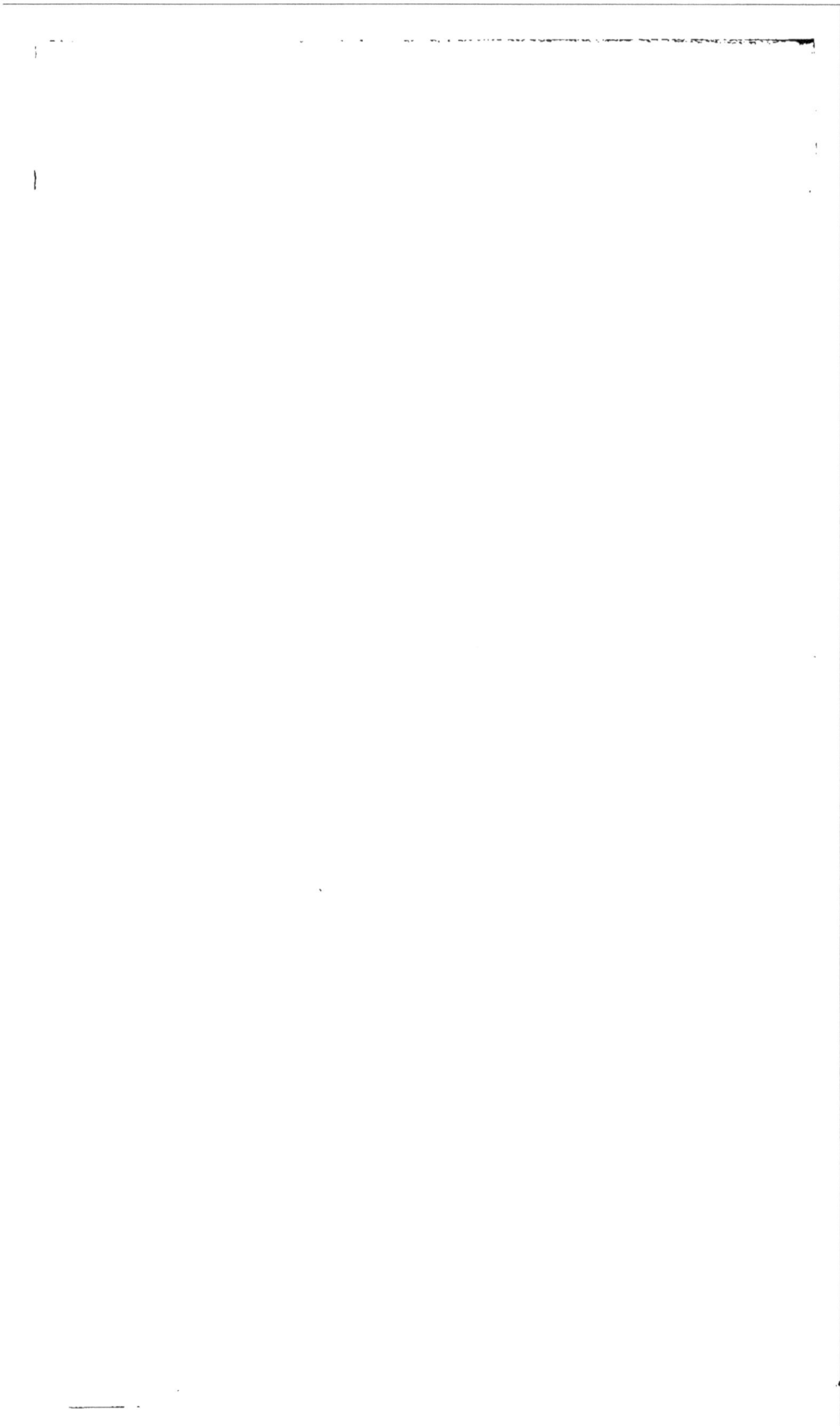

RÉGIME

DE

L'ENFANT

❧ ❧ ❧ ❧ ❧

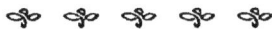

Durant le cours de ma longue carrière, je n'ai pas cessé de voir mourir autour de moi des enfants victimes des mêmes erreurs de régime sans cesse répétées. Que de petites tombes on aurait pu s'épargner la peine de creuser en observant les lois de l'hygiène ! Que de soldats, que de pères et de mères de famille on aurait conservés à la France !

Ce qui est désolant et étrange, c'est l'entêtement que l'on met trop fréquemment dans les familles à ne tenir aucun compte des avertissements et des renseignements sans cesse renouvelés par le corps médical. Prenons un exemple. Le biberon à long tube était condamné depuis longtemps. On expliquait qu'il était difficile à nettoyer, que l'on ne pouvait pas être assuré de sa propreté, que sur toute la longueur du tube en caoutchouc pouvait séjourner et se corrompre quelques gouttes de lait impossibles à voir et difficiles à chasser, que ces gouttes de lait corrompu avaient pour effet d'altérer au passage le lait frais donné au nourrisson. Tout cela était simple à comprendre, impossible à nier. Les médecins, attachés à la surveillance des enfants en nourrice, avaient ordre de ne point tolérer le biberon à long tube et de signaler à la préfecture les nourrices qui en feraient usage.

Ce biberon subsistait toujours et toujours il continuait ses mortels ravages sur l'enfance. On a dû, il y a plus d'une année, le prohiber d'une façon absolue, en défendre la fabrication et la vente. Je croyais ne plus le revoir ; lorsqu'aujourd'hui, au moment où j'entreprends la rédaction de cet opuscule, je viens de constater le décès d'un enfant de six mois, décès occasionné sans nul doute par la grande chaleur qui règne en ce moment et par un vieux biberon à long tube, malpropre au possible et puant l'aigre à plein nez. Depuis sa naissance, paraît-il, cet enfant était atteint de troubles digestifs et l'on m'avait appelé à le soigner ce matin seulement, alors que son pauvre petit corps n'était plus qu'un squelette agrémenté d'un énorme ventre.

Douloureusement impressionné par l'effrayante mortalité, qui vient de sévir sur les enfants pendant ce cruel été de 1911, je veux conjurer les femmes et les jeunes filles de se préparer à bien remplir la principale, la plus gracieuse mission que la Providence leur ait dévolue sur la terre. Elles doivent y réfléchir et l'étudier d'avance; car pour les enfants, surtout par les temps de grandes chaleurs, les fautes habituelles de régime se réparent difficilement, lorsqu'elles ont déjà provoqué la redoutable entérite. C'est plus qu'en aucun cas l'occasion de se rappeler l'axiome : Mieux vaut prévenir que guérir.

Mon intention n'est pas d'aborder ici toutes les questions qui se rapportent au régime de l'enfant : je ne chercherai pas à faire un travail complet ni manifestement scientifique. J'éviterai donc les savantes dissertations sur la physiologie et, m'adressant au bon sens des personnes qui voudront bien m'écouter, je m'attacherai à leur signaler, en les leur expliquant de mon mieux, les erreurs de régime le plus communément commises, celles qui me paraissent les plus dangereuses, le plus fréquemment mortelles.

Je m'efforcerai aussi de faire ressortir les points de contact qui existent entre le régime matériel et l'éducation chez l'enfant, à faire comprendre tous les dangers auxquels on l'expose en cédant à ses caprices, à ses déraisonnables exigences. C'est même par là que je vais commencer en traitant de la discipline, de la fermeté, qui doivent dominer dans l'éducation physique et morale de l'en-

tant et qui n'excluent nullement la bonté, la
tendresse, mais les empêchent de dégénérer
en dangereuses, malfaisantes défaillances.

Discipline, Fermeté

Partout où il y a œuvre importante et
délicate à accomplir, il faut de toute nécessité
se tracer une ligne de conduite, en dehors de
laquelle on sera résolu de ne point s'égarer.
Sans discipline, sans fermeté, il est impossible de bien régimer un enfant et c'est le
premier, le plus redoutable obstacle, contre
lequel le médecin vient se buter, quand il
veut, dans les familles, signaler les dangers
que présentent pour les enfants certaines
faiblesses des mères et des pères eux-mêmes,
qui lui disent naïvement : « Si nous ne cédons
pas à ce petit, il ne cesse de pleurer et nous
avons peur qu'il se fasse ainsi du mal. Il nous
empêche de dormir tranquilles la nuit : il
exige qu'on le berce ; il ne veut pas rester
dans son berceau. »

Il arrive ainsi que l'enfant est appelé à régler lui-même son régime. Quand il veut téter ou sucer son biberon, il pleure et tout de suite la table est servie. Il est même des mères qui placent leur enfant à côté d'elles dans leur lit, à proximité de leurs seins, que le bébé s'occupe à sucer à chaque instant au lieu de dormir. Que d'allaitements sont ainsi interrompus par épuisement des nourrices ! Que de femmes deviennent ainsi anémiqnes et parfois paient de leur vie leur inintelligente et nuisible tendresse ! Quand il ne veut pas dormir la nuit, il pleure et immédiatement on le berce, on le prend, on le pouponne, on encourage par des caresses et on entretient son insomnie. A-t-il d'autres caprices à satisfaire, d'autres volontés à imposer, il pleure et aussitôt papa, maman, nourrice, servante, sœur ou frère aîné s'empressent d'accourir. Il peut toutefois survenir que le frère et la sœur ne sont pas contents d'être ainsi mis à contribution auprès du bébé, qu'ils pleurent à leur tour ou font une scène de mauvaise humeur. Alors la situation se complique et peut devenir inextricable. Bref le bébé, lui qui est le plus petit de tous dans la maison, tourmente pendant le jour les personnes présentes et la nuit il empêche ses parents de dormir. D'ailleurs il se fatigue lui-même et c'est miracle, quand il n'en devient pas gravement malade.

A la campagne, s'il s'agit des enfants, on n'est pas plus raisonnable qu'à la ville. Mais, pour les animaux de l'écurie ou de l'étable, on sait apprécier les avantages et la sécurité, que procure un bon et régulier régime. On se gardera bien, en dehors des heures ordinaires de repas, de donner de la nourriture aux bestiaux dans la crainte d'avoir des bêtes chétives ou malades. Ne sommes-nous pas, pour les besoins du corps, comparables à des animaux et un enfant ne mérite-t-il pas, autant qu'un petit veau, d'être l'objet de minutieuses précautions ?

« Nous trouvons, m'écrivait récemment un

spirituel confrère, beaucoup de femmes expertes dans l'art d'élever des dindons, des oies et des lapins ; nous n'en rencontrons guère qui sachent faire pousser rationnellement des enfants. »

On a dit que l'éducation commence à la naissance. Cela est parfaitement exact. L'enfant n'a pas huit jours que déjà il sait à qui il a affaire dans les personnes, qui jours et nuits veillent à ses besoins. Si ses tétées sont réglées, s'il n'arrive pas en pleurant à obtenir qu'on lui donne le sein ou le biberon avant l'heure habituelle et fixée d'avance, si l'on évite la nuit de le retirer de son berceau sans utilité, si ses larmes impératives et capricieuses ne parviennent à émouvoir ni mettre personne en mouvement, tout naturellement alors et avec une logique que l'on ne soupçonnerait pas dans un si petit être, il ne se donne pas la peine de les verser à tout instant et sans motif. L'habitude est-elle déjà prise, évidemment on aura quelque peine à la faire disparaître ; mais généralement, après deux ou trois jours, pourvu que l'on soit ferme, on arrivera à s'en rendre maître.

Il est vraiment ridicule et déplorable de provoquer et entretenir chez un bébé cette manie de pleurs continuels. Tout le monde se fatigue inutilement, en particulier le père de famille qui le plus souvent, après un fatigant travail de toute la journée, aurait besoin que rien ne vînt la nuit troubler son sommeil. Cette manie présente en outre ce grave inconvénient que, si l'enfant vient à pleurer parce que véritablement il souffre et qu'il a besoin de secours, on est exposé à ne pas s'en apercevoir tout de suite, attribuant ses larmes à la simple et banale habitude.

On fera donc bien de couper court à tous ces caprices, en n'y prenant pas garde, et l'on supprimera de la même façon toutes les exigences si variées que l'enfant plus âgé peut manifester, comme d'avoir la nuit sa chambre à coucher éclairée, d'immobiliser le soir une personne auprès de son lit, de la tenir par la main, de causer avec elle jusqu'à ce qu'il soit endormi. Après l'avoir couché à l'heure convenable, on évitera de s'en occuper ostensiblement et il prendra ainsi l'habitude de s'endormir sans l'assistance de personne.

Evidemment ces derniers détails n'ont pas autant d'importance que la régularité des heures de repas. Mais il est fâcheux de s'attarder à des soins inutiles. Il est des enfants qui sont pour leurs mères de véritables poupées, dont elles s'occupent comme si elles étaient elles-mêmes des enfants, qu'elles ne savent pas soigner convenablement et qui cependant leur servent de prétexte pour ne s'astreindre dans leur ménage à aucun travail, pour négliger leurs importants devoirs de maîtresses de maison. C'est là aujourd'hui, dans toutes les classes de la société, une source de nombreux désaccords, de fréquentes misères au sein des familles. J'ai d'ailleurs la conviction que ces préliminaires de l'éducation ne sont pas sans influence pour former, pour assouplir les caractères.

Le bon caractère, la docilité des enfants,

cela, diront quelques personnes, n'a aucun intérêt pour le médecin ; il n'a pas à s'en préoccuper. C'est encore là une erreur trop fréquemment accréditée et tous mes confrères seront avec moi d'accord pour certifier qu'un enfant habituellement capricieux et indocile, un enfant qu'on ne peut approcher et surtout examiner sans la plus grande difficulté, qui repoussera les remèdes avant même d'y avoir goûté, cet enfant-là court dans ses maladies un plus grand danger qu'un autre enfant calme et obéissant. *Medicus sum et nihil humani a me alienum puto.* Je suis médecin et je prétends que rien de ce qui concerne l'homme ne m'est étranger.

Protection contre le froid

Une erreur que l'on commet fréquemment dans le régime des enfants, c'est de les couvrir d'une façon exagérée. Sans doute dans le premier âge il faut que le bébé soit bien défendu contre le refroidissement, surtout s'il est débile; mais il faut tenir compte des saisons et ne pas fatiguer l'enfant, quel que soit son âge, avec des langes trop lourds et trop serrés, avec des couvertures trop pesantes et trop chaudes, avec des vêtements trop nombreux et trop épais. On trouve des enfants qui sont chargés d'une série interminable de vêtements, ajoutés les uns par dessus les autres, et plus il y en a, plus la mère les croit en sécurité contre les refroidissements. Ils se fatiguent ainsi, ils suent. Au moment où pour une raison quelconque on arrive à les déshabiller, le moindre courant d'air peut changer la sueur chaude en sueur froide et provoquer ainsi l'éclosion d'une maladie.

Pourquoi en hiver prend-on la précaution de tondre les chevaux? Parce que, couverts de leurs poils, la course les ferait suer et que, rentrant en cet état à l'écurie, ils seraient bientôt glacés par le froid joint à l'humidité. L'excès de vêtements peut produire le même effet que les longs poils des chevaux.

Survient une maladie, comme la rougeole, la scarlatine, contre laquelle il est de notion courante et judicieuse que le refroidissement est redoutable, à cause des graves complications auxquelles il expose. On a raison sans doute, surtout en hiver, d'éviter à l'enfant malade les courants d'air, le séjour dans une chambre trop froide et trop humide, la sortie prématurée au grand air, l'insuffisance des couvertures et des vêtements. Des précautions toutes spéciales devront être prises en semblable occurrence et se prolonger en s'atténuant peu à peu pendant un, deux et même trois mois après que la maladie a disparu. Évidemment on devra tenir grand compte de la température et de la saison.

Mais de ce que le refroidissement doit être évité, il ne résulte nullement que la surcharge des couvertures ou des vêtements, ainsi que le surchauffage de la chambre à coucher, cesse d'être nuisible, dangereux. On ne se rend pas compte parfois du supplice que l'on impose à des pauvres petits, incapables d'exprimer leur angoisse et leur fatigue. J'ai vu des enfants enfermés dans une petite chambre avec un grand feu, portes et fenêtres ouvertes le plus rarement possible, et recouverts dans leurs dodos d'épaisses couvertures, avec une peau de mouton, et par dessus tout cela, un édredon. J'ai été appelé pour une petite fille atteinte de rougeole. Je l'ai trouvée couchée dans un petit lit, que l'on avait approché d'un grand poêle à charbon de terre avec un énorme tuyau qui en augmentait considérablement la chaleur. Des deux côtés du petit lit, pour que rien ne se perdît de ce calorique, les rideaux du lit étaient avancés. On étouffait dans la chambre et la pauvre petite, plus que les autres personnes, était dans un état lamentable d'angoisse. Pour la rougeole, il faut de la chaleur, me disait la pauvre mère, d'ordinaire intelligente, mais affolée sans doute par la maladie de son enfant.

Eh bien! non, pour la rougeole ni pour aucune maladie, il ne faut de la chaleur ou du moins il ne faut qu'une chaleur modérée et toujours il est bon d'avoir une chambre à coucher assez vaste, dans laquelle l'air puisse se renouveler. Ce qu'il importe d'éviter, c'est le refroidissement par brusque variation de température et voilà pourquoi il faut, autant que possible, éviter surtout le soir de passer un malade d'une chambre chaude dans une chambre froide.

Le Berceau

On peut élever un enfant sans berceau en le couchant aussitôt après sa naissance dans un petit lit, avec lequel le bercement est impossible, et qui peut lui suffire jusqu'à l'âge de cinq ou six ans. Ce petit lit est même de beaucoup préférable au berceau, quand on use de ce dernier pour bercer l'enfant avec une fastidieuse continuité et surtout avec une détestable violence.

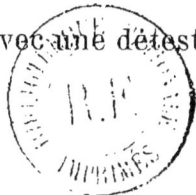

Est-ce bien une suffisante raison pour prohiber l'usage du berceau ? Sans doute des abus se produisent ; mais les meilleures choses en ce monde n'ont-elles pas ce triste destin et doit-on pour cela les supprimer ? Qui ne se souvient que le vin a été calomnié par les médecins eux-mêmes ? Depuis le vieux père Noë on aimait à en boire ; on en tirait généralement profit et jouissance pour la santé et la bonne humeur ; lorsque, sous l'inspiration de je ne sais quel pontife de la science, la mode a surgi tout à coup de blasphémer contre le délicieux jus de la treille. Même usité, comme il doit toujours l'être, avec une sage modération, il ne pouvait nous apporter que faiblesse et souffrance. On célébrait en revanche la gloire de l'eau pure, de l'eau, source unique, incomparable de vigueur et de gaieté ! Une période s'est écoulée, durant laquelle, dans les repas d'amis, on ne trinquait plus avec les joyeux vins de France. N'imitons pas ce criminel et ridicule ostracisme.

Le berceau a existé, je le crois du moins, en tous temps et dans tous les pays. Quand un usage a été consacré par une telle universalité, il est prudent de ne le critiquer qu'avec une sage modération. Un enfant sans son berceau, n'est-ce pas comme un dessin sans son cadre? Le vieillard et l'enfant sont voués tous les deux à une grande immobilité; mais, tandis que l'un se prépare au grand sommeil, l'autre commence à s'agiter. Le vieillard a besoin qu'on lui procure le repos, la tranquillité. L'enfant, qui ne peut encore se mouvoir par ses propres moyens, a besoin que l'on s'occupe de lui, que l'on calme ses impatiences, que l'on charme son inaction, que l'on distraie son immobilité contrainte. Quoi de mieux pour atteindre ce but que le doux va-et-vient du berceau? Quoi de plus gracieux aussi que cette petite couchette, entourée de blanche mousseline, enguirlandée de rubans aux tendres couleurs, comme suspendue au-dessus du sol et dans laquelle la jeune mère balance son enfant, la grande sœur endort son petit frère.

> Qui berçait ma bercelonnette (1)
> Avec sa douce chansonnette,
> Comme au nid chante la fauvette ?
> Ma mère.

Mais il ne faut pas abuser des plus charmantes choses, sous peine de les rendre désagréables ou nuisibles. On voit des mères passer tout leur temps à bercer le jour et même la nuit. Elles bercent parfois, pendant qu'elles dorment elles-mêmes, au moyen d'une corde attachée par l'une de ses extrémités au berceau et par l'autre à leur poignet. Aussitôt qu'elles cessent de bercer, l'enfant pleure, crie, fait rage et la mère obéit. Ainsi d'un petit être frêle et mignon on fait un impitoyable tyran, qui martyrise les siens, épuise leur santé et lui-même est exposé, par continuel énervement, à être gravement malade.

(1) Ratisbonne. *La Comédie enfantine. Ma mère.*

Alors il peut survenir que l'on s'impatiente, que l'on s'irrite contre le pauvre petit et que, pour calmer ses propres nerfs, on ne le berce plus par tendre plaisir, mais par agacement, par colère, dans le but de le contraindre par la violence à se taire. On secoue le pauvre bébé avec brusquerie, avec dureté. On oublie que le berceau n'est pas un arbre, dont il s'agit de faire tomber les fruits au moyen de secousses vigoureuses et saccadées; que c'est un objet charmant et fragile qui porte le délicat fruit de l'amour, qu'il ne faut ni briser l'un ni bousculer l'autre.

Prenez garde! Ce petit, si Dieu lui prête vie, pourra quelque jour peiner durement dans les ateliers, ou bien monter à cheval, ou bien s'opposer par la force à l'envahisseur de sa patrie, ou bien sur un navire traverser l'immense océan, ou bien hardiment s'élancer dans les airs sur un bi ou monoplan. Cette petite ne craindra pas sa peine pour raccommoder les vêtements, balayer la place, laver le linge, danser avec une infatigable grâce ou bien passer de multiples nuits au chevet d'un cher malade. Seulement, attendez; laissez-les prendre pied en ce monde, où ils viennent d'arriver, et traitez-les, tant qu'ils sont petits, avec une extrême et tendre douceur. Qui n'a entendu et compris ce chant si doux ?

> En attendant, sur mes genoux,
> Grand cardinal, endormez-vous.

Alimentation

Nous avons dans le premier âge deux modes très différents d'alimentation : le sein et le biberon.

L'allaitement au sein est évidemment le meilleur et c'est celui qui occasionne le moins d'embarras. Cependant il est de plus en plus délaissé. Un trop grand nombre de femmes refusent sans motif à leurs enfants la nourriture, qui leur est destinée par la nature, celle à laquelle ils ont droit, celle qui est en même temps un témoignage de leur tendresse : « L'allaitement naturel, écrit le docteur Jules Comby, c'est-à-dire l'allaitement au sein de la mère ou d'une nourrice est incomparablement le meilleur. Toute mère qui a du lait (et c'est la règle), qui n'est pas malade (tuberculose, maladie infectieuse, maladie chronique), devrait allaiter son enfant. C'est un devoir pour les mères et c'est un avantage pour la plupart : beaucoup, qui avant l'allaitement étaient pâles, délicates, dyspeptiques, deviennent, sous l'influence de cette fonction physiologique, fraîches, grasses et bien portantes. Il est bien vrai que des femmes, avec la meilleure volonté du monde, n'arrivent pas à parfaire l'allaitement de leur nourrisson ; mais combien, qui pourraient faire d'excellentes nourrices, n'essaient même pas. »

« L'allaitement artificiel, dit encore le même auteur, donne des résultats moins défavorables à la campagne qu'à la ville. A la campagne en effet l'enfant reçoit un lait toujours frais et sans mélange frauduleux. Il risque moins qu'à Paris de mourir de diarrhée infectieuse ; mais il devient rachitique avec autant de facilité que le nourrisson de la ville. On peut dire que le rachitisme est presque fatal chez les enfants allaités artificiellement, quel que soit le mode de cet allaitement, et c'est le moins qui puisse leur arriver. Près du tiers des enfants parisiens sont condamnés à ce mode d'allaitement. On peut juger par là du nombre de ses victimes. »

Elles sont nombreuses les mères qui regrettent après quelque temps de n'avoir pas donné le sein à leurs enfants, à cause de tous les embarras et de tous les ennuis, que l'allaitement occasionne. Il y a des précautions spéciales et de tous les instants à prendre. Le biberon est composé d'un flacon et d'une tétine. Il faut que les deux soient lavés avec soin, aussitôt après avoir servi, pour empêcher que quelques gouttes de lait aigri y demeurent d'une tétée à l'autre. Il faut en outre et avec grand soin surveiller le fonctionnement de la tétine et la remplacer par une autre, aussitôt que son orifice agrandi permet à l'enfant d'avaler trop rapidement et sans une suffisante succion.

Il importe en effet, autant que possible, de se rapprocher de la nature en l'imitant. Or l'enfant au sein de sa mère est obligé de sucer et il ne peut avaler le lait qu'avec une certaine lenteur. Pendant ce temps la salive peut se mêler au liquide nourricier, auquel il fait subir un commencement de digestion. Ce qui est certain et ce qu'il faut retenir dans la pratique, c'est que la tétine trop largement percée est, pour l'enfant nourri au biberon, une cause très fréquente de troubles digestifs.

Il faut se procurer du lait aussi frais que possible, tout au moins n'ayant pas atteint un dangereux degré d'altération, ce qui n'est pas facile, surtout quand on habite la grande ville. Le lait est en effet un aliment très rapidement altérable ; il est même destiné à ne pas voir le jour, devant naturellement passer du sein de la mère dans la bouche de l'enfant. Il faut le faire bouillir, si l'on n'est pas certain du parfait état de santé des vaches qui l'ont fourni et si l'on doit, surtout en été, le conserver quelques heures avant de l'utiliser. Cette ébullition nécessaire, indispensable dans la plupart des cas, n'est pas sans quelque inconvénient pour la qualité du lait qu'il rend moins digestif.

Il faut à chaque tétée faire chauffer le lait à une température convenable ; il faut le sucrer et le couper avec de l'eau bouillie dans des proportions qui peuvent varier suivant sa provenance, suivant l'âge de l'enfant, suivant son état de santé. On n'est jamais certain d'avoir obtenu un mélange convenable ; car on ne saurait prétendre que ce mélange rivalisera avec le bon lait de femme. C'est un souci de tous les jours et de toutes les nuits.

Il est vrai que fréquemment on en prend bien à son aise avec toutes ces précautions jugées nécessaires par le corps médical. On ne s'en inquiète guère que lorsque les enfants sont gravement malades ; mais alors il est souvent trop tard.

Je ne compte pas toutes les tristesses, toutes les dépenses, occasionnées plus tard par la mauvaise santé, par l'état habituellement souffreteux, par les maladies qui pourront être la trop logique conséquence de l'allaitement artificiel. En vérité, pour éviter l'accomplissement d'un tendre et charmant devoir, pour se soustraire à l'assujettissement qu'il peut entraîner, les mères s'imposent, en refusant le sein à leurs enfants, une tâche fatigante et incommode pour le présent, fertile pour l'avenir en tristesses, en soucis, en cruelles déceptions, et trop souvent, emporté par la diarrhée verte, l'innocent bébé paie de sa vie la coupable insouciance de sa mère.

Cependant il faut être juste et ne pas accabler de reproches des femmes, qui avaient un sincère désir d'allaiter leurs enfants et qui, malgré la meilleure volonté, n'y ont pas réussi, soit qu'elles aient été dès le début

mal conseillées et trop vite découragées,
soit qu'elles aient été atteintes de douloureux
abcès.

La première condition pour faire prendre
le sein à l'enfant, c'est la douceur, c'est la
patience, c'est aussi la persévérance et
parfois la ténacité. Il ne faut pas se décou-
rager tout de suite et, quand une grande
difficulté se présente, au lieu de l'aborder de
front, il est fréquemment opportun de la
tourner. Il arrive par exemple que l'enfant
ne prend pas facilement les seins ; parce que
ceux-ci ne sont pas très favorablement con-
formés à leurs extrémités ou bien que des
gerçures les ont rendus douloureux. On
pourra dans ces cas se servir d'une téterolle
munie de deux tubes en caoutchouc, l'un
destiné à la mère qui aspire et fait sortir le
lait de son sein, l'autre destiné à l'enfant,
qui attire sans effort ce doux aliment dans sa
bouche et s'en nourrit.

Les abcès du sein ne proviennent généralement pas du froid, comme beaucoup de

personnes le pensent. Il est donc inutile que les femmes se surchargent la poitrine avec des lainages ou avec de l'ouate. Les abcès proviennent d'ordinaire du défaut de propreté médicale et, pour employer le terme scientifique, de l'absence d'aseptie. Qu'une petite plaie se produise sous la succion de l'enfant, elle court le danger de s'infecter, si le sein n'est pas nettoyé tout au moins avec de l'eau bouillie, s'il est recouvert de tissus non purifiés. On fera donc bien de mettre les seins directement en contact avec de la toile bouillie ou plus simplement repassée avec un fer très chaud.

Il arrive que les femmes sont gênées de leur lait et que, pour les soulager, à défaut de l'enfant, les grandes personnes s'avisent de les téter. C'est une détestable pratique et beaucoup d'abcès du sein sont engendrés par cette cause. Les grandes personnes ne se nourrissent pas exclusivement de lait, comme le nouveau-né, et leurs bouches sont pleines de microbes virulents qui, par la plus petite plaie, peuvent infecter le sein en suivant les canaux galactophores.

Enfin il est un usage, que je veux signaler, et qui montre jusqu'où peut aller la bêtise humaine, quand il s'agit de ce qui touche à l'art médical. On remarque parfois que les seins de la petite nouveau-née sont un peu gonflés et de ce fait la croyance s'est établie qu'elle pouvait être gênée elle aussi par le lait. On ne cherche pas à la téter; mais on lui malaxe les seins avec les doigts jusqu'à ce qu'il en sorte quelque sérosité, évidemment produite par le brutal traumatisme. J'ai vu ainsi un abcès se produire.

Intervalles des tétées et dosage du lait

Etablissons d'abord deux principes dont l'importance est considérable.

1° Lorsqu'un enfant, qui se nourrit bien d'habitude, vient à ne prendre son lait qu'avec difficulté, lorsqu'à chaque tétée on arrive plus ou moins difficilement à lui faire avaler sa ration ordinaire, ce n'est pas une raison pour rapprocher les tétées.

« Il prend si peu chaque fois, dit alors la nourrice, que je suis obligée de lui donner plus souvent. » C'est plutôt le contraire qu'il faut faire. Cette inappétence chez l'enfant est comme chez l'adulte un symptôme, qui permet de soupçonner un trouble digestif, et il faut en tenir compte comme d'un précieux avertissement. On n'insistera donc pas et, si la quantité de lait absorbé est manifestement insuffisante, il sera dans la plupart des cas opportun d'éloigner davantage les tétées les unes des autres et de les remplacer en partie par l'administration d'eau bouillie sucrée. Évidemment, si cette difficulté de l'alimentation persiste, on devra consulter un médecin.

2° Ensuite il ne faut pas désirer ni rechercher un bébé démesurément gros et lourd. Il arrive fréquemment que les nourrices sont fières d'avoir un enfant dodu à l'excès et leur geste habituel est de lever la petite robe pour montrer avec orgueil deux énormes et grasses rotondités. Malheureusement, pour obtenir ce résultat, elles font avaler à l'enfant tout ce qu'elles peuvent de nourriture et, si le poids est acquis dans ces conditions, la santé et la force sont trop souvent compromises. Le système digestif est d'avance surmené, malade, et l'on voit ces gros poupons être parfois emportés par l'entérite avec une étrange rapidité. Le bébé ne doit pas subir le même genre de régime que les chapons ou les poulardes de La Flèche.

Je reproduis un tableau que l'on consultera utilement; mais, comme je l'expliquerai plus loin, sans s'astreindre à s'y conformer d'une façon rigoureuse et absolue. Je ne me souviens pas de l'auteur à qui je l'ai emprunté, il y a plusieurs années, et du reste je l'ai légèrement modifié :

AGE	NOMBRE des TÉTÉES par 24 heures	INTERVALLES des REPAS	COUPAGE	QUANTITÉ DE LAIT corrigé ou pur par repas	QUANTITÉ DE LAIT corrigé ou pur par 24 heures
1er jour.	3 à 4	....	Lait de vache 1 / Eau sucrée au 10e 1	8 à 10 gr.	24 à 40 gr.
2e jour.	6	....	id.	10 à 20 gr.	60 à 120 gr.
3e jour.	7 à 8	Toutes les 2 heures	id.	30 grammes	210 gr.
4e et 7e jour.	7 à 8	id.	id.	40 grammes	280 gr.
1er mois.	7 à 8	id.	Lait de vache 2 / Eau sucrée au 10e 1	45 à 90 gr.	315 à 650 gr.
2e mois.	7 à 8	id.	id.	90 à 120 gr.	630 à 840 gr.
3e mois.	7	Toutes les 2 h.1/2	id.	120 à 135 gr.	840 à 945 gr.
4e et 5e mois.	7	Toutes les 3 heures	id.	135 à 150 gr.	945 à 1050 gr.
6e à 9e mois.	6	id.	Lait pur sucré 2 %	150 à 175 gr.	960 à 1050 gr.

2

Il y a quelques divergences d'opinions parmi les différents auteurs, en ce qui concerne les intervalles des tétées. Dans ma pratique personnelle, je conseille de mettre l'enfant au sein ou au biberon toutes les deux heures pendant le jour et une fois la nuit durant le premier mois, puis d'éloigner progressivement les tétées de façon à les séparer par des intervalles de trois heures à l'âge de trois mois. Je conseille vers l'âge de trois mois de ne plus rien donner la nuit à l'enfant. Mais il y a les nuits d'été et les nuits d'hiver qui ne sont pas de même durée. On peut aussi comprendre par nuit le temps pendant lequel la lumière du soleil a disparu, ou bien le temps pendant lequel d'ordinaire les grandes personnes sont couchées. Il y a donc une certaine latitude dans l'interprétation de ce règlement d'hygiène.

Le docteur Jules Lemaître (1) vient à cet

(1) Conférences pratiques de pédiatrie. *L'Alimentation des Nourrissons*. Journal de Diététique et de Bactériologie. N° du 15 septembre 1911.

égard de donner son opinion dont j'apprécie
la judicieuse précision : « Le deuxième jour
l'enfant est mis au sein. Quelle doit être la
fréquence des tétées ? Ici, les avis sont par-
tagés : toutes les deux heures pour les uns,
toutes les deux heures et demie pour d'autres. Personnellement j'apprécie beaucoup
la tétée espacée de deux heures en deux
heures le premier mois, la première tétée
ayant lieu à 7 heures du matin, la dernière à
10 heures du soir, soit huit tétées en 24 heures.
A 10 heures du soir l'enfant est couché et ne
prend rien pendant la nuit, destinée par
essence au sommeil. Cette façon d'agir permet à chacun de prendre un repos normal.
L'enfant crie-t-il pendant la nuit ? C'est bien
simple, on le laisse crier sans y toucher. Il
se calmera vite et se fera rapidement à cette
discipline. Je n'en ai pas encore vu dépasser
douze jours d'insubordination. »

Ce qui me paraît important, après que l'on
a adopté des heures se rapprochant de celles
que je viens d'indiquer, c'est de ne pas les

modifier d'un jour à l'autre et sans motif. Le
bébé s'habitue à ses heures de repas; son
estomac s'y accoutume également; la faim
se fait sentir aux intervalles ordinaires et
lui-même au besoin avertit par ses cris que
l'on est en train de l'oublier.

On a cherché à déterminer de façon pré-
cise la quantité de lait, qu'il faut suivant
l'âge donner à chaque repas de l'enfant. Les
uns ont calculé cette quantité nécessaire de
lait d'après l'âge, d'autres d'après le poids,
d'autres d'après la taille du nourrisson. Ces
recherches ont une grande importance; elles
nécessitent des études qui fournissent l'occasion d'approfondir les lois physiologiques de
l'alimentation; elles aboutissent du reste par
diverses voies à fixer des moyennes dont il
serait habituellement téméraire de trop s'éloigner. Mais les chiffres ainsi établis sont loin
d'avoir une valeur absolue et les physiologistes ne sont pas d'accord en ce qui concerne
le résultat de leurs études, qu'ils continuent
à poursuivre.

En réalité l'appétit et le besoin sont chez l'enfant variables, comme chez l'adulte, d'un individu à l'autre et dans la pratique il suffira généralement, aux heures convenables, de mettre l'enfant au sein ou de lui donner son biberon, approximativement rempli de la quantité habituellement consommée et *muni d'une tétine l'obligeant à sucer lentement comme au sein de la mère.* Il s'arrêtera de lui-même quand le besoin normal sera satisfait. La durée d'une tétée, quand l'enfant est vigoureux, est de dix à quinze minutes. S'il est vorace, s'il tette trop longtemps, s'il vomit après chaque tétée, ou raccourcira la durée de celle-ci. Il serait vraiment déplorable qu'une femme, pour devenir une bonne nourrice, fut obligée d'acquérir de sérieuses connaissances en physiologie : il lui suffit d'ordinaire pour la guider de son bon sens, de sa tendresse, de sa conscience. C'est le bon sens qui fait le plus fréquemment défaut, par cette raison que l'on suit la routine sans se donner la peine de réfléchir.

Il n'est pas même opportun de renseigner les parents sur les doses moyennes de lait qui conviennent à l'enfant, sans les prévenir que ces doses sont sujettes à de grandes variations, suivant l'appétit habituel du bébé et surtout suivant son état de santé. Un père me disait un jour : « Mon bébé a cinq mois. Il doit prendre 140 grammes de lait par tétée ; mais nous avons beaucoup de peine à les lui faire avaler et même, depuis quelques jours, ses digestions paraissent défectueuses. » Je lui expliquai qu'en forçant le bébé à avaler sa ration habituelle dans un état d'inappétence et par conséquent de troubles digestifs, il s'exposait à transformer une légère indisposition en une grave et peut-être mortelle entérite.

Le docteur Londe expose le même principe en termes très clairs à propos d'une observation qu'il relate (1) : « Le point le

(1) Les deux grandes causes de mortalité chez les nouveau-nés. *Journal des Praticiens*, n° du 8 septembre 1911.

plus intéressant de l'histoire, c'est que dès le début de juillet, quand la nourrice a vu son nourrisson « un peu fatigué » par les grandes chaleurs avec des selles plus liquides et plus fétides, au moment même où il préparait ses premières dents, elle a abaissé *elle-même* la ration à six biberons de 40 (lait) + 60 (eau) ne lui faisant prendre qu'un quart de litre de lait à six mois. Nous sommes loin des chiffres classiques. Or cet enfant, avec le coupage de plus de moitié, justifié par la saison chaude et l'imminence morbide, est resté ferme et potelé. Grâce au régime restreint préventif, la maladie a été évitée. Cette femme a parfaitement compris le principe fondamental de l'élevage au biberon, qui est de diminuer la ration dès le moindre signe précurseur, surtout au moment des crises dentaires et à plus forte raison pendant les chaleurs. Malheureusement cette conduite exemplaire est trop rarement suivie : on ne comprend pas l'étroit rapport qui existe entre le moindre excès alimentaire et la maladie. Donner une ration soi-disant normale à un enfant en imminence morbide, c'est le tuer. On se laisse obséder par le désir d'une augmentation de poids dangereuse, par la fausse notion de ration nécessaire. »

Remarquons que d'après le docteur Londe (et je partage son avis) la diminution ne porte pas sur la quantité totale du liquide à ingérer, mais seulement sur la quantité du lait. En d'autres termes, sous l'influence des grandes chaleurs, de la dentition ou autres causes, lorsque l'enfant est en imminence morbide, il a soif autant et peut-être plus que dans l'état normal; mais, suivant la gravité de son état, on doit avec de l'eau couper son lait en plus ou moins grande proportion.

Le Sevrage

Ce terme s'applique à deux choses très différentes. On dit que l'on sèvre un enfant, quand, pour une raison quelconque, on le passe du sein au biberon. Mais, d'après le docteur Jules Comby, on doit entendre par sevrage l'adjonction au lait de femme ou au lait de vache d'autres aliments, notamment de farines. Ce mode d'alimentation constitue le premier stade dans l'acheminement vers l'alimentation de l'adulte.

Comprise dans le premier sens, la question du sevrage est facile à traiter. Le sein est toujours préférable au biberon, à moins que la nourrice soit malade ou fatiguée. L'allaitement au sein doit être en général continué jusqu'à douze mois au minimum et même jusqu'à quinze et dix-huit mois, si la mère peut y suffire sans défaillance.

On entend dire parfois qu'il vaut mieux à la naissance de l'enfant ne pas le mettre au sein, si l'on prévoit que l'on ne pourra pas lui continuer ce mode d'alimentation ; parce qu'il sera difficile plus tard de lui faire accepter le biberon. C'est encore là une erreur et la mère n'allaiterait-elle son enfant que pendant trois mois, deux mois et même un seul mois après sa naissance, qu'elle lui rendrait encore service, surtout pendant les chaleurs de l'été. Quant à la difficulté de faire oublier le sein au nourrisson, on en triomphe aisément au moyen de moutarde, teinture de quinquina, aloès, quassia ou autre substance désagréable dont on enduit le mamelon.

Le sevrage, compris dans le sens indiqué par le docteur Jules Comby, c'est-à-dire le passage progressif d'une alimentation exclusivement lactée à l'alimentation variée de l'adulte comporte une période de longue durée et je n'entreprendrai pas de traiter cette question d'une façon quelque peu détaillée. Elle serait dans ces conditions susceptible de m'arrêter trop longtemps.

L'âge du sevrage ne peut être le même pour tous les enfants; car, étant nés le même jour, ils peuvent être très différents au point de vue du développement, de la force, de la puissance digestive, suivant le tempérament dont ils sont doués, le régime qu'ils ont subi et les diverses circonstances par lesquelles ils sont passés. Ainsi il est de règle généralement admise que l'on ne doit guère se fier à donner autre chose que du lait à l'enfant qui n'a pas encore ses premières dents. Or beaucoup d'enfants les ont vers six ou sept mois et, d'autre part, il n'est pas rare de ne les voir apparaître que vers quinze et dix-huit mois. Evidemment tous ces enfants ne pourront pas être soumis au même régime et, quand l'évolution dentaire se fera trop tardive, on fera bien de consulter le médecin. Plus l'enfant sera faible et dyspeptique, plus on devra user de prudence, de lenteurs, de tâtonnements.

En général, jusqu'à l'âge de trois ans, le lait, les œufs et les légumes doivent faire la base de l'alimentation ; il ne faut pas se hâter de donner de la viande ; il faut proscrire les crudités, les fruits crus, les salades. Comme légume, le docteur Variot recommande particulièrement la pomme de terre, dont on fera des purées.

La quantité de boisson sera surveillée avec soin. Beaucoup d'enfants contractent l'habitude de boire incessamment, même la nuit. Il en résulte des troubles digestifs, de la diarrhée, parfois de l'inappétence, un état dyspeptique souvent rebelle avec dilatation de l'estomac. Il faudra donc résister aux sollicitations les plus pressantes des enfants et rationner leurs boissons. Les enfants qui ont été élevés au biberon, qui sont devenus rachitiques, sont généralement portés à boire et manger avec excès. On les surveillera avec attention sous ce double rapport. En somme, comme je l'ai dit précédemment, lorsque les mères n'auront pas pu ou n'auront pas voulu accorder le sein à leurs enfants, elles auront fréquemment lieu de le regretter pendant la longue période du sevrage, à cause de toutes les inquiétudes, qu'elles pourront éprouver et des frais médico-pharmaceutiques qu'elles auront à supporter.

Un détail, sur lequel il y aura lieu de veiller avec grande attention, c'est la régularité des selles. Si l'on s'aperçoit que l'enfant est habituellement constipé, on le mettra sur le vase tous les jours à la même heure, qu'il éprouve ou qu'il n'éprouve pas le besoin de défécation et l'on s'assurera du résultat obtenu. On cherchera ainsi à lui donner l'habitude de selles journalières. On veillera d'autre part à ce qu'il ne mange pas avec excès ou trop gloutonnement, à ce qu'il n'avale pas sa nourriture trop vite, sans prendre la peine de la mâcher. On cherchera enfin à combattre la constipation par le régime plutôt que par des purgatifs ou des lavements, qui produisent fréquemment un effet opposé à celui que l'on désire, surtout si l'on y a fréquemment recours. Trousseau l'a dit, en évitant la constipation, on évite beaucoup de maladies et ce précepte est particulièrement applicable à l'enfant. Mais le traitement de la constipation habituelle est fréquemment délicat et difficile. Il ne faudra donc pas hésiter, en cas de persistante difficulté, à réclamer les conseils du médecin.

Le Médecin

Ces principes, concernant le régime de l'enfant, sont manifestement simples, indiscutables, admis en théorie et sans discussion possible par tous les physiologistes, mais souvent méconnus dans la pratique. Ils pourront servir à éviter nombre de fois la maladie. Mais s'ensuit-il qu'après en avoir pris connaissance les parents pourront soigner eux-mêmes leurs enfants malades sans l'assistance du médecin.

Quand l'enfant présente des troubles digestifs, avons-nous dit, on devra restreindre la quantité du lait et proportionnellement augmenter la quantité d'eau. Cela paraît très facile et du reste, depuis assez longtemps, cette notion commence à être répandue dans le public. Evidemment il se peut que cette mesure suffise pour obtenir le retour à l'état normal ; mais il n'y a pas lieu de s'y fier outre mesure. Il y a loin de la théorie à la pratique et la médecine infantile présente de grandes et particulières difficultés : elle exige une grande expérience et des connaissances très étendues dont je ne puis rendre compte dans ce court travail. Il peut du reste survenir que la cause du mal réside dans la quantité insuffisante de lait donnée à l'enfant et, sous prétexte de prévenir ou combattre un trouble digestif, on est, faute de savoir et d'expérience, exposé à faire souffrir et même mourir de faim un pauvre bébé, incapable d'exprimer en langage clair ses douloureuses sensations.

Ce que je puis certifier, c'est que je suis vivement préoccupé et anxieux, quand je suis pour la première fois appelé auprès d'un enfant du premier âge atteint d'entérite. J'éprouve le besoin de prolonger ma visite plus que de coutume pour bien me rendre compte de toutes les circonstances qui accompagnent la maladie et pour donner aux parents de minutieuses explications. Trop souvent, il est vrai, on présente au médecin des petits malades que, pendant plusieurs jours, les parents ont voulu soigner eux-mêmes ou avec les conseils de personnes plus ou moins affiliées à l'art médical. Cela est malheureusement d'une déplorable fréquence et ainsi s'explique, du moins en notable proportion, la grande mortalité qui atteint ces petits à l'époque des grandes chaleurs. Ce n'est pas un pharmacien qu'il faut consulter, quand une maladie se déclare, c'est un médecin.

Beaucoup de pharmaciens se bornent sagement à donner quelques conseils anodins, parfois même utiles. Il semble d'autre part que nous ayions moins qu'autrefois des rebouteurs et des charlatans de bas étage, sans instruction, sans éducation et sans tenue. Les médecins y ont-ils gagné et comptent-ils auteur d'eux moins de concurrents déloyaux ? La société est-elle mieux garantie contre l'audacieuse ignorance, contre le dangereux charlatanisme ? Non, assurément non, et jamais, on peut l'affirmer pour ce qui concerne la médecine, l'insuffisance n'a été aussi fréquemment accompagnée d'une aussi invraisemblable et naïve suffisance.

Les pseudo-médecins portent aujourd'hui la correcte redingote ou l'élégante robe de soie. Ils ont conscience de leur savoir; ils invoquent même des titres, auxquels le corps médical lui-même a parfois l'extraordinaire candeur d'octroyer une apparence de consécration. Nous avons les secouristes, les masseurs, les Dames de la Croix-Rouge, les Dames Françaises, sans compter, comme en tous les temps, épars de ci de là, quelques vieux curés ramollis, toqués ou roublards, et pas mal de bonnes sœurs. Tout le monde fait de la médecine et il n'est pas rare que le médecin soit appelé seulement pour donner le certificat de décès.

Certaines associations, dans les grandes villes, réunissent leurs membres à intervalles réguliers pour écouter des conférences, faites par des médecins. En vérité la tâche, dont quelques-uns de mes confrères consentent ainsi à se charger, est certainement ingrate, du moins en ce sens qu'elle ne saurait leur procurer de hautes et morales satisfactions. Les connaissances de la médecine sont en effet malfaisantes, quand elles sont trop incomplètes et superficielles. Elles endurcissent le cœur par la froide contemplation des misères humaines, quand elles n'ont d'autre but que de satisfaire de frivoles curiosités. Ces médecins conférenciers le savent du reste : ils n'arriveront à former parmi leurs élèves que des empiriques, peut-être beaux parleurs et distingués, mais certainement des empiriques, de dangereux empiriques.

Dans cette pléïade de mouches qui, de plus en plus nombreuses, bourdonnent autour de l'art médico-chirurgical, on compte au premier rang les Dames de la Croix-Rouge. Elles reçoivent aujourd'hui l'appui du monde officiel, ce même monde qui veille avec une si vigilante sollicitude sur les trésors artistiques de nos musées, qui assure à notre marine de guerre la fourniture de poudres tellement belliqueuses qu'en pleine paix elles s'enflamment et font sauter nos propres navires tout chargés de jeunes marins français; qui, dans les négociations avec l'étranger, sauvegarde avec l'habileté et la fierté que l'on sait les intérêts et l'honneur de la France ; de ce monde officiel enfin, qui n'a pas trouvé d'endroit plus convenable que le Panthéon pour enfouir les restes putréfiés du putréfiant Zola ! Que l'on me pardonne les expressions dont je viens de me servir: quand on parle d'un maître en littérature, ne doit-on pas, pour honorer sa mémoire, imiter quelque peu son genre de style?

Les Dames de la Croix-Rouge sont agréées par le gouvernement français pour porter des secours aux blessés en temps de guerre. Je n'ai pas connaissance qu'elles aient encore rendu de remarquables services; mais déjà les journaux ont annoncé avec solennité le départ de quelques-unes d'entre elles pour le théâtre des hostilités au Maroc, comme s'il s'agissait d'un événement à nul autre jusqu'à ce jour comparable.

Ce sensationnel départ, il est vrai, est pour nous une chose toute nouvelle. Avant que les Dames de la Croix-Rouge fussent inventées, nous avons eu des guerres plus terribles que la guerre du Maroc et des femmes partaient de France, silencieuses et recueillies, des femmes dont on voudrait faire oublier le sublime dévouement. Comme parures, elles n'avaient avec l'habit religieux que le crucifix et le chapelet, qui sont depuis des siècles et seront longtemps encore, quoi que l'on fasse, les inséparables compagnons de la femme au cœur vraiment français. On parlait de ces saintes héroïnes, seulement lorsque l'une d'entre elles avait été tuée comme un soldat sur le champ de bataille, au milieu des blessés qu'elle s'efforçait de secourir.

En cette circonstance comme en toutes autres, le gouvernement s'inspire de sa stupide haine contre le catholicisme, contre les traditions nationales et les Dames de la Croix-Rouge lui prêtent un concours, que beaucoup d'entre elles, j'en ai la conviction, refuseraient si elles se rendaient exactement compte du résultat que par tous les moyens on s'efforce d'obtenir.

Les dames et les demoiselles devraient étudier les lois de l'hygiène, en particulier de l'hygiène enfantine, que la plupart d'entre elles ne connaissent pas suffisamment. Qu'elles ajoutent à cela, si elles le veulent, quelques notions simples et précises concernant l'asepsie dans le pansement des plaies, afin de pouvoir seconder nos chirurgiens en temps de guerre. Il n'est pas besoin pour cela d'assister aux consultations médicales ou chirurgicales, données à des indigents, et je n'hésite pas à déclarer que leur présence y est tout au moins inopportune. En s'aventurant au hasard dans la science médicale, elles s'exposent à provoquer par leurs conseils sinon des accidents faciles à constater, du moins des aggravations de maladies qu'elles seraient les premières à déplorer, si elles avaient des connaissances suffisantes pour s'en rendre compte.

En résumé, nous sommes en ce moment

infestés de prétentieux empiriques. C'est une plaie sociale qui s'ajoute dans notre pays à beaucoup d'autres et qui menace de s'étendre tous les jours davantage. En ce qui concerne les enfants, je puis affirmer que j'en vois fréquemment mourir pour avoir été trop longtemps soignés par des pseudo-médecins de l'un ou de l'autre sexe et de toutes les catégories.

Revenons, après cette digression, à notre principal sujet.

Il ne faudrait même pas toujours, pour consulter un médecin au sujet d'un enfant, attendre que son indisposition soit devenue grave. Comme je l'ai dit pour les bébés, chez qui par une alimentation trop abondante on obtient un embonpoint exagéré, il est un grand nombre d'autres enfants qui ne paraissent pas malades, mais dont les digestions sont habituellement défectueuses. Leurs selles sont anormales comme fréquence et comme aspect. Ils ne viennent pas bien ; leur mauvaise humeur, leur tristesse sont constantes. Il y a lieu de penser que ces enfants sont atteints d'inflammation intestinale chronique et ils sont exposés à être emportés rapidement par une aggravation subite de leur mal habituel, par une crise aiguë et plus ou moins foudroyante d'entérite. On devrait dans ces cas consulter le médecin sans retard.

Il arrive aussi que les parents attendent; parce qu'ils attribuent la maladie de leur enfant à l'évolution dentaire. C'est encore là une erreur trop répandue. L'entérite chez les enfants du premier âge peut survenir sous l'influence de causes nombreuses et très dissemblables. Mais c'est toujours la redoutable entérite : il faut la soigner, quelle que soit la cause à laquelle on croit devoir l'attribuer.

L'appétit des enfants

Ce qui précède concerne les enfants nourris au sein ou au biberon. On est à peu près désarmé pour leur faire avaler une quantité de nourriture qu'ils ne veulent pas accepter et, s'ils font des excès d'alimentation, c'est avec leur consentement, autant que l'on peut chez ces petits parler de consentement, de volonté.

Il n'en est plus ainsi aussitôt qu'on peut nourrir les enfants à la cuillère. J'ai vu par exemple nourrir à la bouillie de la façon suivante un petit garçon de dix mois environ. Il ne consentait pas à la prendre de bonne volonté. Alors on agitait au-dessus de sa tête un objet quelconque, capable d'attirer son attention par ses brillantes couleurs ou son intéressant cliquetis, puis, au moment où le bébé regardait en l'air bouche bée pour contempler l'objet, on en profitait pour lui ingurgiter prestement une cuillerée à café de bouillie. Il pleurait, mais il avalait de force, et bientôt se faisait prendre de nouveau à la même ruse plus ou moins modifiée. C'est de cette manière qu'il prenait ordinairement ses repas. On se mettait ainsi pour le faire manger à deux ou trois personnes qui se tordaient de rire tout le temps que durait le repas du petit bonhomme.

Eh bien! je proteste contre cette ruse mêlée de violence et je la crois très dangereuse. On peut recourir parfois, mais d'une façon très exceptionnelle, à des moyens de ce genre pour maîtriser un caprice ou vaincre un entêtement. Il est rare en effet que l'on puisse poser une règle absolue. Mais, comme le lait au sein ou au biberon, la bouillie et autres espèces d'aliments ne doivent être donnés que proportionnellement à l'appétit de l'enfant et gaver habituellement ce dernier, par des procédés analogues à celui que je viens d'expliquer, c'est le dégoûter de la nourriture, c'est lui enlever l'appétit, c'est, comme le déclare le docteur P. Londe à propos du biberon, s'exposer à le rendre malade, par conséquent à le tuer. On ne sait pas en effet à l'avance quelles pourront être, chez un tout jeune enfant, les conséquences d'une indigestion. Ce que l'on sait bien, c'est que les décès à cette période de la vie sont le plus souvent attribuables à des maladies du système digestif.

On devrait adopter une méthode toute opposée. Si l'on s'aperçoit que le bébé prend difficilement une ration de nourriture, on se gardera bien d'insister; mais aux repas suivants on réduira cette ration de manière que l'enfant la trouve plutôt insuffisante. Si le besoin n'est pas alors satisfait, en revanche l'appétit aura chance de revenir. Si l'appétit ne manifeste pas son retour, c'est que l'enfant est malade ou en imminence morbide et l'on devra doublement se féliciter de ne l'avoir pas gavé.

J'arrive maintenant aux enfants plus âgés qui sont gourmands ou qui manquent d'appétit. Pour la première catégorie, le remède est connu de tout le monde. On ne doit pas laisser un enfant manger ni boire d'une façon exagérée ou bien en dehors des heures régulières de repas. S'il tombe dans ce défaut, on le surveille, on le rationne, surtout pour les mets qu'il préfère et sur lesquels il est enclin à se jeter d'une façon plus vorace, plus déraisonnable. La gourmandise peut facilement occasionner des troubles digestifs, de l'inappétence et, avec le temps, devient une cause de mauvaise santé. Mais cela est basé sur l'évidence : je n'ai pas besoin d'y insister.

La seconde catégorie d'enfants est beaucoup plus intéressante à étudier et d'ailleurs, avec eux, on peut compter des jeunes gens et des adultes en assez grand nombre. Mais ne nous occupons que des enfants. Comment se fait-il que beaucoup d'entre eux manquent d'appétit ? Evidemment j'élimine ceux qui suivent un régime irrégulier, buvant et mangeant entre les heures régulières de repas, ceux qui sont constipés, ceux dont l'inappétence est facilement explicable par une maladie quelconque. Eh bien ! ces réserves faites, je n'hésite pas à répondre : la plupart des enfants qui ne mangent pas sont des enfants que l'on prie, que l'on supplie de manger, dont on s'occupe à table comme ailleurs avec une sollicitude trop apparente et inopportune. De deux choses l'une : si l'enfant refuse par caprice de se nourrir, on rendra sa résistance de plus en plus opiniâtre par la satisfaction qu'il éprouvera de se voir l'objet de particulières attentions ; si véritablement il n'a pas faim, en insistant pour qu'il mange, on ne fera qu'accentuer cette inappétence et de plus l'on s'exposera à le rendre malade.

Il est plus facile sur ce point d'expliquer ma pensée par des exemples que par de longues théories. Un jour je recevais chez moi une famille amie et les parents d'un petit garçon me dirent qu'on ne pouvait le nourrir qu'avec du pain trempé dans de la sauce grasse. Je demandai alors qu'on le mît à côté de moi à table et qu'on me laissât la liberté d'agir à ma guise. Le repas commença par la soupe et j'en proposai au gamin qui me dit n'avoir pas faim : « Oh ! si tu n'as pas faim, mon ami, lui répliquai-je, il ne faut pas manger : cela te rendrait malade ». Après le potage vint un rôti à la mine sans doute appétissante et du reste l'appétit vient plutôt en voyant manger qu'en mangeant soi-même. Toujours est-il que l'enfant m'en demanda : « Mais tu n'as pas faim, lui dis-je. — Si, j'ai faim. — Alors voilà ta soupe ». Le petit mangea sa soupe et puis après il mangea du rôti et puis après encore je ne me rappelle plus quoi, car il y a de cela bien des années. Je puis certifier que depuis cette époque il n'a pas cessé d'être considéré comme une bonne four-chette.

Voici un autre exemple moins banal et plus significatif. Un jour, dans une de mes visites médicales, on me présente une petite fille, en me disant qu'on ne pouvait pas la faire manger, qu'on avait beau la supplier, la gronder, la punir même, on n'arrivait pas à la faire céder. Alors, prenant un ton très sentencieux, je me pris à dire : « Eh bien ! c'est tout à fait mon affaire. On m'a demandé des petites filles qui restent toutes petites et toutes laides. Vous ne lui donnerez plus à manger. Vous lui

donnerez une cuillerée à café d'eau fraîche à
son déjeuner et une cuillerée à café d'eau
fraîche à son dîner. Ce sera bien assez ! » Déjà
la petite me regarde d'un air effaré : « Je veux
manger, dit-elle. — Moi, je ne veux pas que tu
manges. — Si, je mangerai ». J'avais perdu de
vue cet incident ; lorsque quelque temps après
je rencontre deux fillettes qui jouaient sur le
bord d'un chemin : « Monsieur le médecin, me
dit l'une d'elles. — Quoi donc, ma petite ? — Je
vous ai bien attrapé ! — Comment donc m'as-
tu attrapé ? — Je mange. — Ah ! mais je ne
veux pas que tu manges. — Si, je mangerai.
— Eh bien ! moi, si tu manges, je me mettrai
bien fort en colère. — Eh bien ! moi, je mangerai tout de même ». Alors je m'éloignai en
me disant que, la fillette et moi, nous nous
félicitions chacun à notre manière du résultat
obtenu.

J'ai employé nombre de fois le même stra-
tagème avec des variantes et toujours, quand
l'inappétence n'avait pas de cause sérieuse et
que les parents ont bien voulu se faire mes

complices pour jouer la petite comédie à
l'enfant, les difficultés de l'alimentation n'ont
pas tardé à disparaître. Au lieu de prier les
enfants de manger, je recommande toujours
que l'on ne paraisse pas à table s'en occuper,
qu'on leur accorde habituellement moins
qu'ils ne demandent et que l'on fasse parfois
semblant de ne pas vouloir les nourrir, du
moins quand ils font les dégoûtés, les difficiles, les capricieux. Ce sont alors les enfants
qui demandent, qui prient, qui supplient au
besoin, et cela est plus rationnel, plus décent,
plus profitable à tout le monde.

Considérations générales

« Surtout pas de zèle », disait Talleyrand
aux ambassadeurs qu'il chargeait de missions
diplomatiques. Le médecin hygiéniste pourrait faire la même recommandation aux
papas et aux mamans en ce qui concerne le
régime des enfants. Pas de zèle inutile, pas
de sollicitudes mignardes et ridicules, pas de

ces inquiétudes non motivées, pas de ces
continuelles et contagieuses nervosités, qui
ne sont en réalité que la malfaisante contre-
façon de la véritable et saine tendresse. Il
faut du calme auprès des enfants, il faut aussi
une certaine dignité. Il faut en un mot cette
qualité maîtresse, le bon sens, qui permet
dans les familles d'éviter bien des désastres
dans l'ordre physique et dans l'ordre moral.

Il ne faut pas harceler sans cesse les enfants d'avertissements, de recommandations,
de remontrances, de menaces dont ils arrivent à ne plus s'occuper. On évitera de
formuler sans nécessité des ordres formels ;
mais, quand on aura été contraint de le
faire, on exigera qu'ils soient exécutés
avec promptitude et convenance. On voit des
parents qui commandent sans cesse et ne
sont jamais obéis. Les enfants ainsi traités
deviennent indociles, capricieux ; ils s'éner-
vent ; ils se fatiguent sans travailler ; ils sont
incapables de subir une sérieuse influence,
de suivre une raisonnable direction ; ils ne

sont généralement pas soumis pour l'alimentation à un convenable régime. En un mot, ils sont déséquilibrés, fréquemment neurasthéniques.

On doit encourager l'enfant, quand l'occasion s'en présente et lui accorder dans ce but les éloges qu'il aura mérités, mais avec plus de modération que d'emphase. Jamais on ne l'adulera de vaines et pernicieuses flatteries. On se gardera bien de rémémorer devant lui, en y attachant de l'importance, ses gestes amusants, ses paroles originales ou naïves, ses insignifiants succès. L'ingénuité de l'enfance est le plus souvent delicieuse, quand elle s'ignore ; mais rien n'est plus désagréable, plus horripilant que le précoce pédantisme, trop fréquemment cultivé chez un moutard. On lui fausse ainsi l'esprit et le cœur.

Il est du reste reconnu que les écoliers et même les grands élèves, qui tiennent la tête de leurs classes, ne sont pas toujours ceux qui se distingueront plus tard par leur puis-

3

sante intelligence. Il existe même une certaine précocité intellectuelle qui est en
quelque sorte maladive et constitue sous
tous rapports un mauvais présage pour
l'avenir.

On ne doit pas demander à un enfant plus
qu'il n'est capable de fournir comme attention, comme sagesse, comme travail et
d'ordinaire on obtiendra un meilleur résultat
par la douceur, par les encouragements que
par les reproches et les punitions. Quand on
veut dresser un jeune cheval, qui n'a encore
été ni monté ni attelé, s'empresse-t-on de
l'effrayer par des cris menaçants et par des
coups de fouet? On le rassure au contraire;
on le caresse de la voix et du geste. Il doit en
être ainsi avec l'enfant dans la famille et à
l'école. C'est uniquement contre la mauvaise
volonté, contre la malignité et surtout contre
la fausseté qu'il faut user de blâmes et de
châtiments.

Un jeune homme était pour la première
fois surveillant d'étude dans un collège et le

directeur de l'établissement lui présenta un petit garçon en lui disant: « Voilà un mauvais élève. Vous n'en ferez rien qu'avec des punitions. Punissez-le sévèrement; punissez-le sans cesse. » Quand le directeur fut parti, le jeune homme, se rappelant son tout jeune temps, se prit à considérer l'enfant avec sympathie et pitié. Il lui trouva une mine éveillée, espiègle, turbulente, indiquant un grand besoin de mouvement, une extrême difficulté pour l'application de longue durée, mais aucune apparence de méchanceté, seulement une expression de découragement mêlé de muette colère. S'approchant alors du petit garçon : « Vous avez entendu M. le Directeur, lui dit-il, il veut que je vous punisse, que je vous punisse sans cesse. Eh bien! moi je ne veux pas vous punir; je ne veux vous punir jamais. Je vous avertirai quand vous commencerez à vous dissiper à l'étude et vous ferez attention à redevenir sage. Voulez-vous m'aider à faire de vous un bon élève, qui ne soit jamais puni ? »

L'enfant stupéfait et ravi regarda le surveillant, il comprit l'affectueux intérêt qu'on voulait lui porter et fit la promesse demandée. A partir de ce jour et sans aucune transition avec sa mauvaise tenue du temps passé, il devint le meilleur élève de l'étude, le plus sage, le plus recueilli, le plus studieux. Quand la démangeaison de troubler l'étude en causant, riant ou s'agitant outre mesure, devenait triomphante, un coup d'œil, parfois un simple sourire du surveillant rappelait au petit garçon la promesse qu'il avait faite et tout rentrait dans l'ordre. Il arriva cependant que, se fiant à la particulière indulgence du maître, il voulut en abuser et continuer à se tenir mal après des avertissements réitérés. Alors une sévère punition lui apprit qu'un pacte n'a de valeur que s'il est de part et d'autre observé. Combien d'enfants sont de mauvais élèves, dans les collèges, parce que les maîtres ne comprennent pas les difficultés de leur nature, qu'ils ne tiennent aucun compte d'un régime peut-être nécessaire mais imposé à de trop jeunes natures et parce que, pour arriver à un bon résultat, ils n'ont recours qu'aux mauvaises notes et aux punitions. Un enfant qui est fréquemment l'objet de reproches et de châtiments n'est pas de ce fait même dans des conditions qui lui permettent facilement de s'amender.

Il ne suffit pas, pour bien diriger un enfant, d'avoir pour lui une grande et affectueuse bienveillance ; il faut étudier son caractère, son tempérament, il faut arriver à les comprendre. Je reconnais que cela n'est pas facile dans les collèges. Cette lacune, pour être excusable, n'en est pas moins désastreuse pour un grand nombre d'élèves et les meilleurs sujets sont à mon avis le plus exposés à en souffrir.

En résumé, si l'on exige d'un enfant des efforts disproportionnés avec son âge et ses forces, on s'expose à détruire dans leurs germes ses aptitudes intellectuelles, ses courageuses initiatives, toutes ses énergies.

Laure avait un rosier un peu lent à fleurir.   (1)
Le bouton verdissait; mais quand viendrait la rose?
« Rose, disait l'enfant, ne veux-tu pas t'ouvrir?
Voilà près d'un mois déjà que je t'arrose ».
Enfin la fleur gonflant le bouton entrouvert
Faisait craquer déjà son petit corset vert :
    La floraison était certaine.
Mais Laure n'attend pas. D'une imprudente main
    Elle sort la fleur de sa gaine :
    La fleur mourait le lendemain.
Rien ne vient en un jour ; laissez mûrir les choses,
Si vous voulez garder leur vie et leurs couleurs!
Laissez croître l'enfant! Ne hâtez pas les roses!
    Il ne faut pas ouvrir les fleurs.

Je n'ai traité la question du régime qu'en
ce qui concerne l'alimentation. Il y aurait
beaucoup de choses à dire à d'autres points
de vue, en particulier pour ce qui regarde le
régime intellectuel. Suivant l'expression de
Clémenceau, nous vivons sous le règne de
l'incohérence. Ces enfants, pour qui l'on
affecte une si grande délicatesse de sensibi-
lité, qui vont mourir de faim parce qu'ils ont

(1) Ratisbonne. *La Comédie Enfantine, L'Enfant
qui ouvre les fleurs.*

mangé un peu moins que d'habitude, qui ne peuvent pas courir et attraper une bonne suée sans que l'on craigne pour eux un dangereux refroidissement, qui certainement vont subir une dangereuse crise de nerfs, s'ils éprouvent une banale contrariété, si l'on tarde à satisfaire une de leurs capricieuses fantaisies, ces pauvres enfants, on néglige de prendre la défense de leurs principaux intérêts au point de vue cérébral, on les soumet à un surmenage intellectuel qui fait parmi eux de fréquentes victimes.

Autrefois, pour les tout petits, on trouvait facilement, parmi les images qui leur sont destinées, les merveilleux contes de Perrault qui servaient à leur ouvrir l'intelligence, commençaient à former leur bon goût et charmaient leur naissante imagination. Aujourd'hui plusieurs de ces contes semblent avoir disparu. Tout au moins on les trouve assez difficilement au milieu d'imbécillités, d'horreurs, de monstruosités, capables, ce me semble, d'abêtir les enfants ou de les

effrayer. Achetez au hasard vingt de ces
images, vous n'en trouverez pas quinze qui
ne reproduisent des contes grossièrement
stupides. Pourquoi les pères et les mères, en
refusant d'acheter de pareilles inepties, ne
contraindraient-ils pas cette industrie spé-
ciale à revenir aux traditions françaises du
bon goût et de l'esprit. Ce n'est là, dira-t-on,
qu'un enfantillage ; mais les enfantillages ont
de l'importance, quand ils concernent nos
tout petits, et ils peuvent alors exercer
quelque influence sur l'avenir de notre pays.
En tous cas un peu de sollicitude à cet égard
vaudrait mieux que toutes ces stériles,
néfastes minauderies, aujourd'hui en vogue
auprès des enfants.

Parlons de choses plus graves. J'ai eu
l'occasion d'examiner quelques-uns des livres
classiques, dont se servent les petits écoliers.
J'en ai été atterré. Ils sont beaucoup plus volu-
mineux et écrits en caractères plus serrés
que ceux dont je me rappelle m'être servi dans
mon enfance. Ce ne sont plus des traités

élémentaires. Ce sont des résumés savants, des compilations ardues et vraiment maussades, dès lors difficiles à comprendre, fatigantes à étudier et peu profitables au développement d'une naissante intelligence.

Les autres livres en général ne valent pas mieux, mais c'est pour les grammaires que l'absurdité du texte est le plus facile à démontrer. A force de vouloir tout expliquer, on entre dans des minuties idiotes, on se complaît en des considérations abstraites, on s'ingénie à des distinctions très subtiles et parfois plutôt imaginaires que réelles. Un de mes amis me disait : « J'étais autrefois remarqué par mes professeurs de collège pour bien savoir et comprendre mes grammaires. J'ai donc pensé que je pouvais aider mon fils en les lui expliquant. Eh bien ! cela m'a été complètement impossible. Avec nos anciennes grammaires, on pouvait amplifier le texte par des explications intéressantes, qui en augmentaient la clarté, par des déductions logiques qui faisaient appel au jugement

de l'élève et lui apprenaient à réfléchir.
Aujourd'hui, pour aider mon fils à comprendre
ses grammaires, il faudrait que je pusse lui
dire : « Ne tiens aucun compte de multiples
passages que tu es obligé d'apprendre et de
réciter à ton professeur sous peine de mauvaises notes et de punitions. En éliminant
tout ce fatras d'explications superflues, tu
arriveras à mieux saisir les lois qui régissent
le style. Je ne puis évidemment pas me per-
mettre ce langage, qui serait désobligeant
pour le professeur lui-même, à qui les livres
sont imposés comme à l'élève. » Mais, je me le
demande, quel intérêt pousse aujourd'hui
notre pédagogie officielle à s'efforcer par tous
les moyens d'ahurir le cerveau de nos
enfants ? En vérité, pour avoir jusqu'à ce
jour résisté à de si nombreuses et si perfides
embûches, il faut que notre génie national,
tout amoureux de simplicité et tout resplen-
dissant de clarté, possède des qualités extra-
ordinaires de résistance.

Depuis quelques années il m'apparaît, sans

que je puisse l'affirmer, que les cas de
méningite chez les enfants deviennent plus
fréquents, et j'attribue le fait au surmenage
intellectuel qui doit résulter de ces livres
classiques. Je n'ai pas de statistique à fournir,
c'est une simple impression que j'exprime.
Cependant je crois utile de signaler cette
corrélation, d'ailleurs très rationnelle, qui
me paraît exister entre le surmenage intellectuel et la défaillance cérébrale chez les
enfants. Presque tous ceux que j'ai soignés
avaient présenté, comme symptômes prémo-
nitoires, une ardeur excessive pour l'étude,
un dédain insolite pour les jeux, de continuelles et étranges préoccupations au sujet
de leurs leçons et de leurs devoirs de classe,
préoccupations qui hantaient leurs loisirs et
troublaient leur sommeil.

Je pourrais de même critiquer les programmes des examens actuellement imposés aux
jeunes gens ; mais cette question n'entre pas
dans le plan que je me suis tracé. Elle exi-
gerait du reste, pour être traitée avec préci-

sion et ampleur, des recherches que je n'ai ni le temps ni la facilité.de faire. Mes confrères ont plusieurs fois protesté contre le régime d'éducation et d'instruction imposé à la jeunesse. Cela n'empêche pas que l'on continue en France à fatiguer de plus en plus les jeunes cerveaux, en cherchant non pas à y loger les élémentaires principes de la science, mais à leur procurer les bénéfices prématurés de l'érudition.

Je n'ai pas besoin de feuilleter longtemps dans la presse médicale pour trouver la confirmation de ce qui précède. Je relève le passage suivant dans la *Tribune Médicale*, numéro de septembre 1911 : « Nous voulons parler de cette complexité des programmes, de ce besoin d'enseigner à tort et à travers les matières les plus disparates, en s'imaginant que l'intelligence de l'élève possède une faculté d'assimilation indéfinie.

Dès la classe de 5ᵉ, nous voyons des bambins apprendre ? l'assimilation du carbone par les végétaux, gymnastique bien inutile à

tous points de vue, puisqu'il ne sera plus
jamais question de cet intéressant sujet. Nous
verrons un peu plus tard ces mêmes enfants
apprendre en détail la géographie de la Chine
et de l'Asie centrale, alors qu'ils ne possèdent
encore qu'une notion assez vague de la confi-
guration générale du globe et de leur propre
pays. Ils auront d'ailleurs tout le loisir d'oublier le carbone et la Chine, une fois les com-
positions de l'année terminées, et c'est
ce qu'il y a de moins mauvais dans le
système.

Nous n'aurions garde d'insister ; tous ceux
qui suivent de près l'enseignement donné à
leurs enfants, garçons ou filles, ont été
frappés comme nous par la puérilité pédago-
gique, consistant à faire apprendre beaucoup
trop, dans l'espoir paradoxal qu'il en restera
quelque chose. Tel serait un cultivateur qui,
ne voulant manquer de rien, sèmerait pêle-
mêle un peu de tout dans le même champ et
s'attendrait à récolter autre chose que des
herbes folles ».

L'Enfant Électeur

Pourquoi pas ? Nous venons de voir que l'enfant a, comme les citoyens adultes, de graves intérêts à défendre et nous savons que de lui dépend l'avenir du pays. Il contribue au paiement de l'impôt : car, s'il n'est ni propriétaire, ni commerçant, ni industriel, il boit et mange comme les grandes personnes ; il paie de ce fait l'impôt indirect sur la boisson et les aliments qu'il consomme.

Mais la femme, dira-t-on ? Evidemment les intérêts et les droits de la femme sont aussi importants, aussi faciles à démontrer que ceux de l'enfant. Or ni la femme ni l'enfant ne sont représentés aux urnes et de ce fait les élections sont confiées à une manifeste et très insuffisante minorité de la population. Cela est injuste, inacceptable et déplorable dans ses conséquences.

D'autre part, je ne suis point partisan que la femme soit admise à porter elle-même son bulletin de vote et il serait impossible ou ridicule d'inviter les poupons et les bambins à user de leurs droits civiques pendant les périodes électorales. Mais le problème social, que je viens de poser, ne me paraît pas pour cette raison difficile à résoudre.

Aussitôt qu'un homme est marié, il disposerait d'un bulletin de vote ayant une valeur double de celui du célibataire : il voterait ainsi en son nom et au nom de sa femme. Devenu père, il disposerait en plus d'autant de voix qu'il aurait d'enfants. Ainsi un père de famille, ayant sa femme et quatre enfants vivants, pourrait déposer dans l'urne électorale un bulletin de vote qui vaudrait six fois le bulletin du célibataire.

Six voix pour un seul électeur, c'est énorme ! Je n'en disconviens pas ; mais quelle est la conclusion qu'on en peut raisonnablement tirer ? Tout simplement qu'il est énorme et même monstrueux le nombre des citoyens, dont on ne tient aujourd'hui aucun compte dans le vote mensongèrement appelé universel.

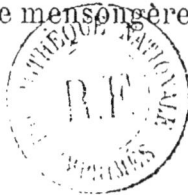

Le Mans. — Imp. Ch. BLANCHET, 6, rue Gambetta. — 70857

www.ingramcontent.com/pod-product-compliance
Lightning Source LLC
Chambersburg PA
CBHW071235200326
41521CB00009B/1480